BEI GRIN MACHT SICH IHR
WISSEN BEZAHLT

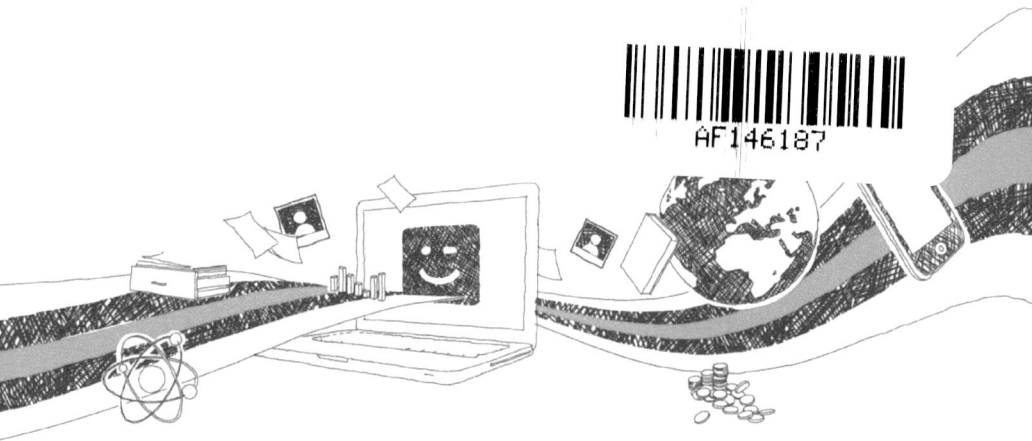

- Wir veröffentlichen Ihre Hausarbeit,
  Bachelor- und Masterarbeit

- Ihr eigenes eBook und Buch -
  weltweit in allen wichtigen Shops

- Verdienen Sie an jedem Verkauf

Jetzt bei www.GRIN.com hochladen
und kostenlos publizieren

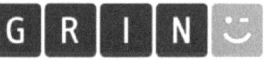

Bibliografische Information der Deutschen Nationalbibliothek:

Die Deutsche Bibliothek verzeichnet diese Publikation in der Deutschen National-bibliografie; detaillierte bibliografische Daten sind im Internet über http://dnb.d-nb.de/ abrufbar.

Impressum:

Copyright © 2018 GRIN Verlag
Druck und Bindung: Books on Demand GmbH, Norderstedt Germany
ISBN: 9783668729056

Dieses Buch bei GRIN:

https://www.grin.com/document/429214

Anonym

Wirkung von Kontrazeptiva auf den Zyklus der Frau. Wie Hormone das Leben der Frau beeinflussen

GRIN Verlag

GRIN - Your knowledge has value

Der GRIN Verlag publiziert seit 1998 wissenschaftliche Arbeiten von Studenten, Hochschullehrern und anderen Akademikern als eBook und gedrucktes Buch. Die Verlagswebsite www.grin.com ist die ideale Plattform zur Veröffentlichung von Hausarbeiten, Abschlussarbeiten, wissenschaftlichen Aufsätzen, Dissertationen und Fachbüchern.

Besuchen Sie uns im Internet:

http://www.grin.com/

http://www.facebook.com/grincom

http://www.twitter.com/grin_com

Facharbeit

im Seminarfach Biologie

Wirkung von Kontrazeptiva

auf den Zyklus der Frau

Abgabetermin: 26.02.2018

Inhaltsverzeichnis

1 Einleitung

Ich selbst habe vor 5 Jahren die „Pille" abgesetzt, weil ich zum einen keinen Partner hatte und auch nicht die finanziellen Mittel, um mir dieses Medikament dauerhaft leisten zu können, zum anderen auch öfter schon gehört und gelesen hatte, dass Hormonpräparate nicht gesund seien. Seitdem kam ich mit vielen Freundinnen und anderen Frauen über Verhütungsmethoden ins Gespräch. Immer häufiger hörte ich auch von anderen, dass sie keine synthetischen Hormone mehr anwendeten, weil sie einen gesunden Zyklus haben wollten. Dadurch stellte sich mir irgendwann die Frage, ob Hormonpräparate den Zyklus der Frau beeinflussen können? Und wenn sie das tun, in welchem Maß und mit welchen Folgen.

In der folgenden Arbeit habe ich mich nun intensiv mit dieser Fragestellung auseinandergesetzt. Da diese Thematik aber sehr umfangreich ist, beschränke ich mich auf die für mich wichtigsten Komponenten.

Zuerst werde ich ganz allgemein auf das Hormonsystem und seine Funktion eingehen. Danach werde ich kurz die wichtigsten Sexualhormone der Frau und ihre Aufgaben im weiblichen Körper erklären. Darauf folgt eine Erläuterung über den normalen Menstruationszyklus der Frau.

Dann werde ich kurz über die gängigsten Hormonpräparate und ihre Art der Wirkung informieren, um die Beeinflussung dieser Präparate auf den Zyklus der Frau zu beschreiben.

Zum Schluss werde ich meine Umfrage vorstellen, in der es um das Verhalten und die Emotionen der Frauen geht, welche Kontrazeptiva oder hormonfreie Präparate verwenden und erläutern warum ich mich dazu entschieden habe, eine solche zu wählen. Ferner werde ich auf den Aufbau und Inhalt der Fragen eingehen, bevor ich diese dann auswerte.

In der Auswertung werde ich grafisch die Antworten darstellen und dazu Stellung nehmen.

2 Allgemeiner Überblick

2.1 Aufbau und Funktion des Hormonsystems

„Hormone sind chemische Botenstoffe, die zwischen den Zellen und Zellverbänden […] lebenswichtige Signale vermitteln". [1]Jeder Körper besitzt eine Vielzahl von ihnen mit den verschiedensten Eigenschaften und Aufgabengebieten. [2]

Hormone koordinieren alle körperlichen und geistigen Leistungen des Körpers, mit der Verantwortung beim Hypothalamus, ein Bereich des Zwischenhirns. Dort liegt die Schnittstelle zum Hormonsystem, welches die Steuerzentrale dieser Botenstoffe ist. Ihre Übertragungswege sind die Blutgefäße und das Blut ihr Überbringer. In unserem Körper sind rund 60 Hormone aktiv, wobei mein zwei Arten unterscheidet. Die Drüsenhormone, welche in Hormondrüsen produziert werden und die Gewebshormone, welche in bestimmten Zellregionen produziert werden. Durch die spezielle Molekülform der Hormone und der Rezeptoren, passt immer nur genau ein Hormon an eine spezielle Rezeptorstelle, das nennt man auch das Schlüssel-Schloss-Prinzip. Durch dieses Prinzip können viele Hormone gleichzeitig in der Blutbahn transportiert werden, ohne sich in die Quere zu kommen.

In unserem Hormonsystem gibt es verschiedene Wirkungsebenen. Das Großhirn gehört indirekt dazu und ist die zentrale Wahrnehmungsschnittstelle zur Außenwelt. Dort werden viele Zielgrößen festgelegt und an den Hypothalamus übermittelt. Dieser steuert entsprechend das Hormonsystem und schüttet sekretionsfördernde oder sekretionshemmende Hormone aus, die in die Hypophyse, der zentralen Hormondrüse am Zwischenhirn, gelangen. Die Hypophyse schüttet ihrerseits wieder verschiedene Botenstoffe aus, je nachdem welche Informationen vom Hypothalamus eingegangen sind. Es gibt Hypophysenhormone die direkt auf Körperzellen wirken und welche die auf andere Hormondrüsen wirken und diese zum Hormonauschütten anregen. Es gibt mehrere Hormondrüsen in unserem Körper, wie die Epiphyse, die Schilddrüse, die Bauchspeicheldrüse, die Nebennieren und die Geschlechtsdrüsen. Diese sind bei Mann und Frau unterschiedlich ausgeprägt. Beim Mann sind es die Hoden und bei der Frau

---

1 Minker, Margaret: Hormone und Psyche. Im Wechselbad der Gefühle, S.16 Z.9 ff.
2 Minker, Margaret: Hormone und Psyche. Im Wechselbad der Gefühle, vgl. S.16

4

die Eierstöcke. Beide werden durch Hypophysenhormone gesteuert und schütten ihrerseits dann wieder Hormone für die geschlechtliche Reifung oder geschlechtsspezifische Merkmale aus.[3]

2.2 Die Sexualhormone der Frau

„Als Sexualhormone werden Hormone bezeichnet, die Anteil an der Gonadenentwicklung, Ausprägung der Geschlechtsmerkmale und Steuerung der Sexualfunktionen haben. Sexualhormone werden aufgrund ihrer Wirkungsweise als solche klassifiziert und stellen keine einheitliche Stoffklasse dar; sie umfassen beispielsweise Steroidhormone [...] als auch bestimmte Proteine."[4] Im folgenden sind die vier wichtigsten Sexualhormone der Frau aufgelistet.

Name/ Abkürzung	Entstehung(s)orte	Zielorgan(e)	Vermutete/bekannte Wirkung
Follikel-stimulierendes Hormon: FSH (Eireifungshor mon)	Hypophyse	Eierstöcke (Ovarien)	lässt Eibläschen reifen; regt die Östrogenproduktion an; wirkt stets gemeinsam mit LH
Luteinisierend es Hormon:LH (Eisprung-Hormon)	Hypophyse	Ovarien	regt den Eisprung, die Gelbkörperbildung und die Progesteronproduktion an; wirksam gemeinsam mit FSH
Östrogene (vor allem Östron, Östradiol, Östriol, insgesamt etwa 30 verschiedene Östrogene)	Ovarien, Follikel, Gelbkörper, zu einem geringen Teil auch in den Nebennierenrinde n (NNR) (während der Schwangerschaft auch in der Plazenta)	Alle weibl. Fortpflanzungs organe, Brüste, Haut, Hypothalamus, Hypophyse, Knochen	Fördern Geschlechtsreife; sind für Ei-Transport und Ei-Einnistung zuständig; regen Zervixschleim -bildung und Wachstum der Uterusschleimhaut sowie der Milchdrüsen an; schützen die Schwangerschaft (zusammen mit Progesteron); hemmen die Produktion keimdrüsenanre-gender Hormone; hemmen den Knochenabbau; halten Wasser im Körper zurück
Progesteron Progesteron	Gelbkörper, Plazenta, Eierstöcke, NNR	Uterus-Schleimhaut, Muttermund,	Bereitet Uterusschleimhaut auf Ei-Einnistung vor; fördert Ei-Transport und Einnistung; macht

---

3 Gida, Hormonsystem 1, Aufbau und Funktion des Hormonsystems, vgl. Video
4 https://de.wikipedia.org/wiki/Sexualhormone vgl.

		Scheide, Eileiter, Brüste, Hypothalamus	Spermien in der Scheide befruchtungsfähig (Kapazitation); schützt vor vorzeitigen Wehen; erhöht zyklisch die Körpertemperatur

2.3 Der Menstruationszyklus

Eine Frau wird in ihrer Pubertät fortpflanzungsfähig, bis sie mit ca. 50 Jahren in die Wechseljahre kommt . Doch auch in dieser Zeit kann nur an bestimmten Tagen eine mögliche Befruchtung einer Eizelle stattfinden. Diesen monatlich wiederkehrenden Ablauf nennt man Zyklus. Ein deutliches Anzeichen dafür ist die sichtbare Monatsblutung, auch Menstruation genannt. Mädchen bekommen im Alter von 11-13 Jahren zum ersten Mal ihre Periode und es dauert einige Jahre bis sich eine Regelmäßigkeit einstellt, so dass der Zyklus zwischen 28-35 Tage dauert, bis er wieder von vorn beginnt. Mit fortschreitendem Alter steigt auch die Häufigkeit der Abweichungen und Unregelmäßigkeiten im Ablauf des Zyklus bis er schlussendlich aufhört und die Frau in die Menopause kommt.

Der normale Ablauf des Menstruationszyklus wird in 3 Phasen geteilt. Als Beginn der 1.Phase, auch Proliferationsphase genannt, wird der erste Tag der Regelblutung gezählt. In dieser Phase findet die Vorbereitung auf die Befruchtung reifer Eizellen statt, die durch das Hormon FSH ausgelöst wird. Es bildet sich ein Follikel (Eibläschen) und in ihm die unentwickelte Eizelle. Die Follikelwände bilden Östrogen, wobei die Konzentration noch sehr gering ist. Durch das FSH wachsen die Follikel heran, wodurch auch die Östrogenproduktion stetig weiter steigt. Dieser Anstieg bewirkt den Aufbau der Uterusschleimhaut (Proliferation). In der ersten Zyklushälfte verändert sich ebenso der Zervixschleim in seiner Beschaffenheit, damit Spermien besser hindurch gleiten können.

In der Ovulationsphase (2. Phase) werden die Follikel immer größer und der

5   Minker, Margaret: Hormone und Psyche. Im Wechselbad der Gefühle, verändert nach S.27 ff.
     https://de.wikipedia.org/wiki/Follikelstimulierendes_Hormon vgl.
     https://de.wikipedia.org/wiki/Luteinisierendes_Hormon vgl.
     https://de.wikipedia.org/wiki/Estrogene vgl.
     https://de.wikipedia.org/wiki/Gestagene vgl.

Östrogenspiegel steigt und gibt der Hypophyse somit ein Signal LH zu produzieren. Die erhöhte LH Konzentration bewirkt das Platzen des am weitest entwickelten Follikel (Ovulation). Dann ist die Eizelle einen kurzen Zeitraum befruchtungsfähig, da sie frei im Eierstock liegt und über den Eileiter zum Uterus gelangt.

In der 3.Phase, der Lutealphase, steigt nach dem Eisprung die Basaltemperatur minimal bis zur nächsten Menstruation an und die Frau ist bis zum Ende unfruchtbar. Das geplatzte Follikel wird in eine Drüse umgewandelt, den Gelbkörper (Corpus luteum). Dieser Gelbkörper erzeugt nun das Hormon Progesteron, welches im weiteren Verlauf weiter ansteigt. Durch diesen Anstieg bereitet sich der Uterus auf eine mögliche Einnistung der befruchteten Eizelle vor. Der Zervixschleim wird wieder zäher und ist für Spermien nicht mehr so durchlässig.

Findet keine Befruchtung im Uterus statt, stirbt der Corpus luteum nach 12-16 Tagen. Der Progesteron/- und Östrogenspiegel sinken ab und die Uterusschleimhaut wird abgestoßen und abgebaut. Die Basaltemperatur sinkt ebenfalls ab und die Menstruation beginnt. (Diese Phase ist meist sehr stabil in ihrer Dauer.)

Wird die Eizelle jedoch befruchtet, bleibt der Corpus Luteum erhalten und produziert vermehrt Progesteron. Die Uterusschleimhaut wird nicht abgestoßen und somit findet keine Regelblutung statt. Die Basaltemperatur bleibt erhöht und das Schwangerschaftshormon HCG (humanes Choriogonadotropin) wird produziert.[6]

---

6 https://www.cyclotest.de/ratgeber/zyklus-der-frau/ vgl.
   http://www.sexarchive.info/ECD1/menstruationszyklus.html vgl.

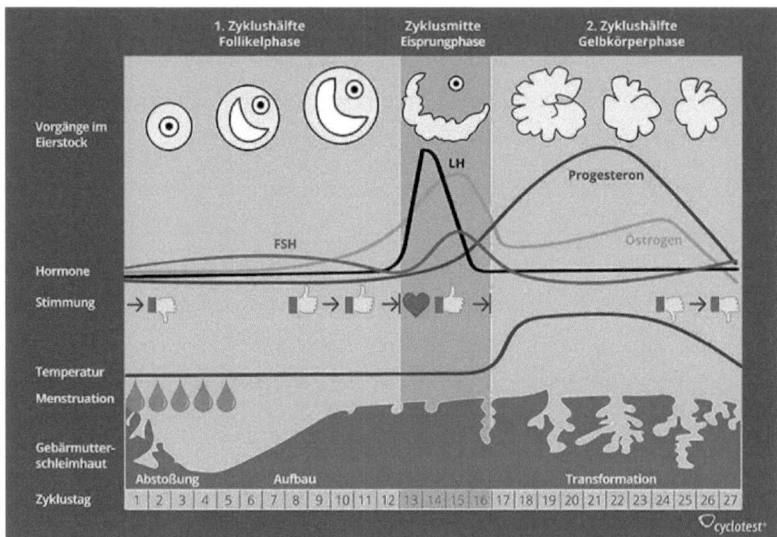

Abb. 1 die Phasen des weiblichen Zyklus[7]

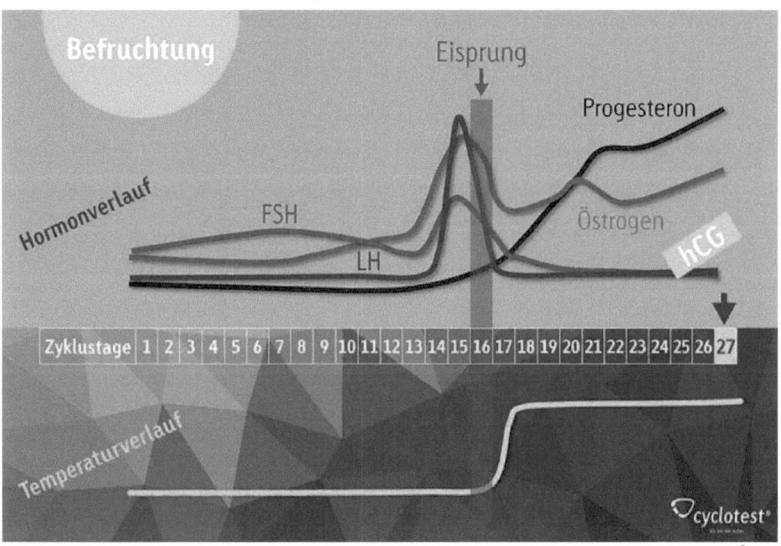

Abb.2 Hormonverlauf bei Befruchtung einer Eizelle, mit Schwangerschaft als Folge[8]

7   https://www.cyclotest.de/wp-content/uploads/phasen-weiblicher-zyklus.jpg
8   https://www.cyclotest.de/wp-content/uploads/zyklusverlauf-bei-schwangerschaft.jpg

3 Kontrazeptiva im Überblick

Eine der gängigsten Methoden zur Empfängnisverhütung ist die mit Hormonen, auch Kontrazeption genannt. Bei dieser Art von Verhütung werden synthetisch hergestellte Östrogene und Gestagene (synthetisches Progesteron), die den körpereigenen Hormonen sehr ähnlich sind, auf verschiedenen Wegen und Zusammensetzungen verabreicht. Die unterschiedliche Zusammensetzung hat verschiedene Auswirkungen im Körper. Zum einen kann die Eireifung und der Eisprung unterdrückt werden. Zum anderen können diese Präparate Störungen im Aufbau der Uterusschleimhaut bewirken, oder die Änderung der Zervixschleimbeschaffenheit verhindern, damit Spermien diesen nicht passieren können. Eine weitere Wirkungsmöglichkeit ist die Einschränkung der Beweglichkeit der Eileiter.

Diese Vorgänge normalisieren sich aber nach Absetzen des Präparats wieder und eine Fruchtbarkeit ist nach einiger Zeit wieder gegeben.

Viele Kontrazeptiva können in einem Kurzzyklus oder Langzyklus eingenommen werden. Der **Kurzzyklus** sieht eine Einnahme des Präparats von 21 Tagen vor, danach folgt eine 7 tägige Einnahmepause mit der Abbruchblutung. Diese hat keine Funktion, da die o.g. Auswirkungen im Körper unterdrückt oder eingeschränkt sind. „Sie […] soll der Frau [lediglich] den Eindruck vermitteln, dass sie einen ‚normalen' Zyklus hat.‟[9]

Eine andere Methode für den Kurzzyklus ist die Einnahme des Präparats von 21 Tagen mit Hormonen, danach folgt die weitere Einnahme des Präparats über 7 Tage, dieser Teil ist jedoch ohne jegliche Hormone. Das dient dazu Einnahmefehler zu vermeiden.

Im **Langzyklus** wird das Präparat über 3-6 Monate ohne Pause eingenommen und dann eine 7 tägige Pause gemacht. Seit kurzem gibt es eine „Dreimonatspille", die für die Dauer von 91 Tagen festgelegt ist. Dort werden ebenfalls 84 Tage Östrogene und Gestagene eingenommen. Dann folgt eine 7 tägige Einnahme des selben Präparats, in welchem die Östrogene aber nur sehr niedrig dosiert sind, damit Beschwerden bei der Regelblutung verhindert werden. Je nach Einnahmelänge tritt also bis zu 4 mal im Jahr eine Blutung auf, die Entzugsblutung. Empfohlen wird dieses Präparat Frauen, die sehr starke Beschwerden in ihrem Zyklus haben, wobei sich auch immer mehr junge Frauen

---

9   https://www.netdoktor.at/sex/verhuetung/hormonelle-verhuetung-5451?page=3 vgl.

für Langzeitpillen entscheiden, da sie ihre Blutung als störend empfinden.[10] Im folgenden sind die gängigsten Verhütungsmittel aufgelistet. Das „Ö" steht dabei für Östrogen und das „G" für Gestagen.

Produkt	Wirkstoff	Zyklus	Anwendung	Zu beachten
Antibaby pille	Kombination,, Ö" und „G" Monopräparat nur mit „G"	Kurzzyklus → Langzyklus →	1x tgl. 21-26 Tage je nach Präparat, 2-7 Tage Pause 1x tgl. Bis 84 Tage, 7 Tage Pause	tgl. an Verhütung denken; mögl. Unwirksamkeit bei Erbrechen, Durchfall und Einsatz von Antibiotika
Minipille	Monopräparat nur „G"	Ohne Pause	1xtgl. ohne Pause	Sicherheit nur bei regelmäßiger Einnahme; mögl. Unwirksamkeit bei Erbrechen, Durchfall und Einsatz von Antibiotika
3-Monats-Spritze	Monopräparat nur „G"	Ohne Pause	Alle 3 Monate i.m. Injektion	nach Verabreichung keine Neutralisierung mögl.; Normalisierung des Zyklus nach Absetzen dauert länger
Verhütun gsstäbche n	Monopräparat nur „G"	Ohne Pause, Langfristig bis zu 3 Jahre	wird auf der Innenseite des Oberarms direkt unter die Haut implantiert	mögl. Zyklus Unregelmäßigkeiten; kein Absetzen durch Patient möglich, da Entfernen nur durch Arzt mögl ist
Hormonp flaster	Kombination,, Ö" und „G"	Kurzzyklus → Langzyklus mögl.	1x pro Woche, 3x im Monat, 7 Tage Pause	Hautreizungen mögl.; Sitz muss tgl. überprüft werden; kein diskrete Verhütungs-Methode
Vaginalri ng	Kombination,, Ö" und „G" nur in geringer Konzentration	Kurzzyklus → Langzyklus mögl.	1x im Monat, 21 Tage, 7 Tage Pause	Selten Fremdkörpergefühl; kann zum Sex bis zu 3 std. entnommen werden
Hormons pirale	Monopräparat nur „G"	Ohne Pause, Langfristig bis zu 5 Jahre	einsetzen in den Uterus erfolgt durch	Unregelmäßige Blutung mögl.; Abstoßen der Spirale mögl.; regelmäßige

10 https://www.netdoktor.at/sex/verhuetung/hormonelle-verhuetung-5451?page=4 vgl.

				Gynäkologen	Ultraschallkontrollen nötig; Nicht für Frauen geeignet, die noch keine Kinder haben[11]

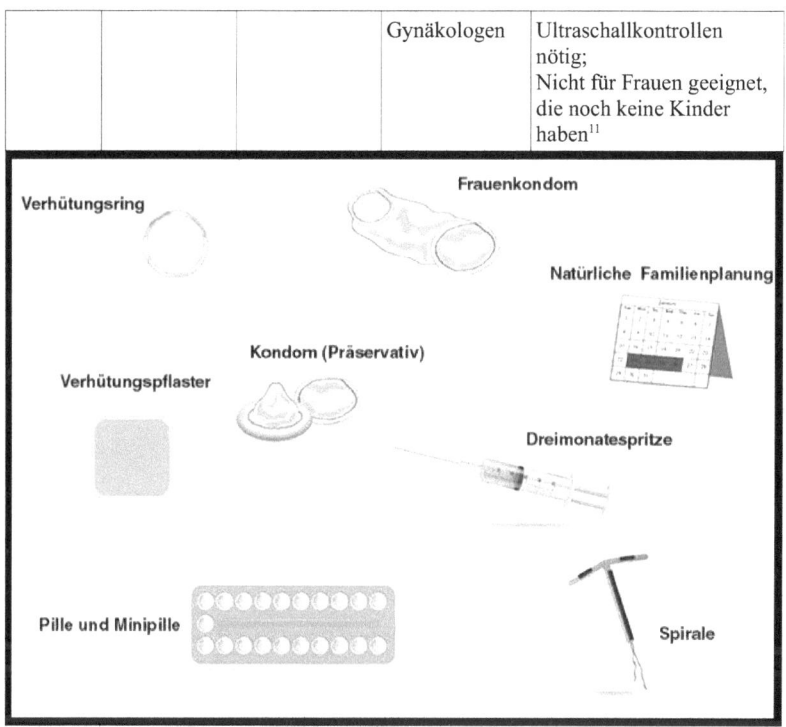

Abb.3 Verhütungsmethoden im Überblick[12]

11 https://www.netdoktor.at/sex/verhuetung/hormonelle-verhuetung-5451 vgl. S 1-6
Empfängnisverhütung aktuell (Broschüre) verändert nach S.1 ff.
12 https://www.healthexpress.eu/de/images/contraception_treatments_graphic.jpg

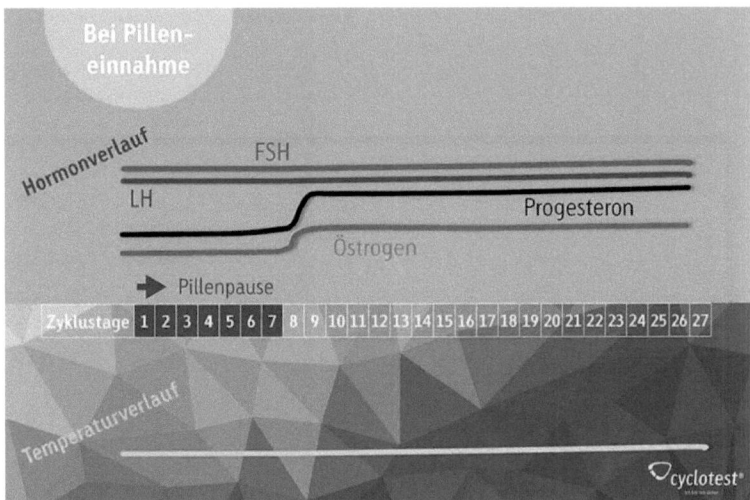

Abb.4 Hormonverlauf bei Pilleneinnahme[13]

3.1 Beeinflussung durch Kontrazeptiva

Neben den biologischen Faktoren haben Kontrazeptiva auch Einfluss auf das Verhalten und die Emotionen der Frau. Diese möchte ich im folgenden anhand meiner Umfrage auswerten.

3.1.1 Vorstellung der Umfrage

Ich habe mich für eine Umfrage entschieden, da ich so möglichst viele individuelle Meinungen und Einblicke von Frauen in den verschiedenen Altersklassen zum oben genannten Thema bekommen würde. Gerichtet ist die Umfrage an alle Frauen die ihre Menstruation haben, oder sich in der Menopause befinden und Erfahrungen mit Kontrazeptiva oder anderen Verhütungsmethoden gemacht haben. Der besondere Fokus in der Umfrage liegt auf dem möglich veränderten Verhalten und der Stimmung der Probandinnen während und nach der Einnahme von Hormonpräparaten.

Zum allgemeinen Aufbau der Umfrage lässt sich sagen, dass sie in 10 Fragen gegliedert

---

13 https://www.cyclotest.de/wp-content/uploads/menstruationszyklus-bei-pilleneinnahme.jpg

ist und es verschiedene Antwortmöglichkeiten gibt. Zum einen ganz klassische Kontrollkästchen zum ankreuzen mit einem erweiterten Kommentarfeld für Ergänzungen. Zum anderen offene Antwortfelder zum ausführlichen Beantworten der gestellten Fragen. Inhalt der Fragen ist ganz allgemein das Alter der Probandin, ob eine aktuelle Einnahme von Kontrazeptiva oder hormonfreien Präparaten vorliegt, mit der Erweiterung welche Methode genutzt wird. Bei Einnahme von Hormonpräparaten, ist eine weitere Frage ob sie mit ihrem gewählten Präparat zufrieden ist, oder schon Wechsel der Methoden vorgenommen hat und wenn, aus welchen Gründen. Dann folgen die beiden Fragen, auf welche der Fokus gelegt wurde. Die Probandinnen sollen detailliert und genau beschreiben wie sie ihr Verhalten und ihre Stimmung im gesamten Zyklus seit der Einnahme wahrnehmen und was sich möglicherweise verändert hat. Probandinnen die keine oder nur hormonfreie Präparate einnehmen, werden in zwei Fragen gebeten, darüber Auskunft zu geben, welche Methode sie nutzen und warum sie sich für diese entschieden haben. Ferner auch warum sie sich gegen eine Hormontherapie entschieden haben.

3.1.2 Auswertung der Umfrage

Im folgenden werte ich die Umfrageergebnisse aus, welche ich zur besseren Übersicht grafisch darstelle. Insgesamt haben 80 Frauen an der Umfrage teilgenommen, wobei 31 von ihnen aktuell Kontrazeptiva einnehmen und 48 von ihnen hormonfreie Präparate, oder keine Verhütungsmethoden anwenden.

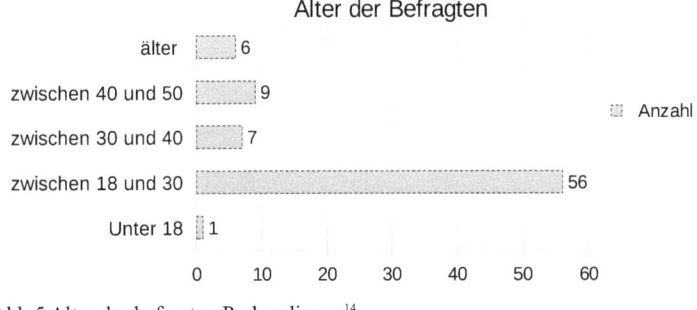

Abb.5 Alter der befragten Probandinnen[14]

14 Mormann, Tabea : Hormonpräparate im Zyklus der Frau , Umfrageauswertung

Angezeigt sind hier alle Teilnehmerinnen, unterteilt in ihre angegebenen Altersklassen. Für die Umfrage ist es von Bedeutung die Altersklasse der Frau zu kennen, um im folgenden besser die möglichen Beeinflussungen und Beschwerden deuten zu können.

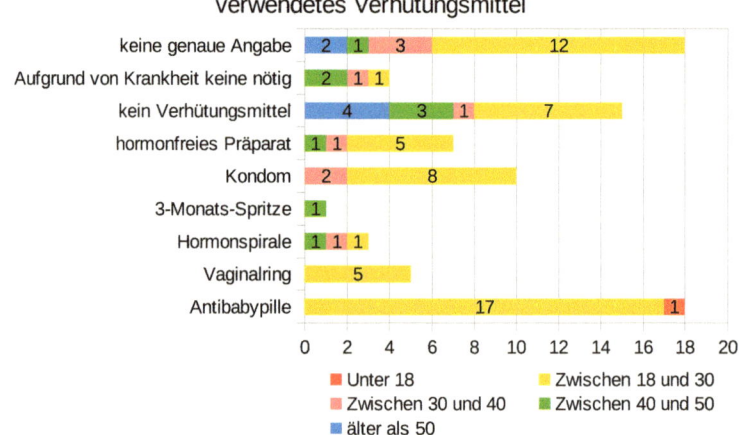

Abb.6 Verwendetes Verhütungsmittel mit Angabe der Altersgruppe[15]

Angegebenen sind hier die verwendeten Verhütungsmittel unter Berücksichtigung der Altersgruppe. Aus dieser Grafik geht deutlich hervor, dass die Antibabypille immer noch eins der gängigsten Verhütungsmittel ist. Wobei ebenso klar erkennbar ist, dass auch immer mehr Frauen keine Verhütungsmethoden anwenden, oder hormonfreie Präparate benutzen.

15 Mormann, Tabea : Hormonpräparate im Zyklus der Frau , Umfrageauswertung

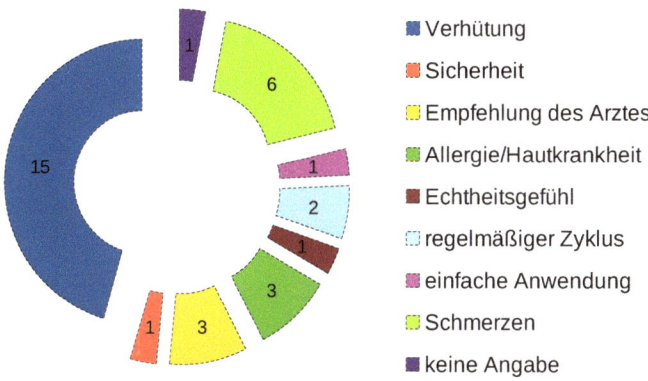

Gründe für die Einnahme von Kontrazeptiva

- Verhütung
- Sicherheit
- Empfehlung des Arztes
- Allergie/Hautkrankheit
- Echtheitsgefühl
- regelmäßiger Zyklus
- einfache Anwendung
- Schmerzen
- keine Angabe

Abb.7 Gründe für die Einnahme von Kontrazeptiva[16]

In dieser Grafik sind die Gründe und die Häufigkeit dieses Grundes für die Einnahme von Kontrazeptiva angegeben. Merfachnennungen waren möglich. Für 15 Frauen ist die Verhütung ein Grund zu Hormonpräparaten zu greifen. 6 Frauen nehmen Kontrazeptiva gegen ihre Schmerzen im Zyklus und während der Blutung ein. Jeweils 3 Frauen nehmen ihr Kontrazeptivum auf Empfehlung des Arztes und wegen Allergien und/oder Hautkrankheiten ein.

16 Mormann, Tabea : Hormonpräparate im Zyklus der Frau , Umfrageauswertung

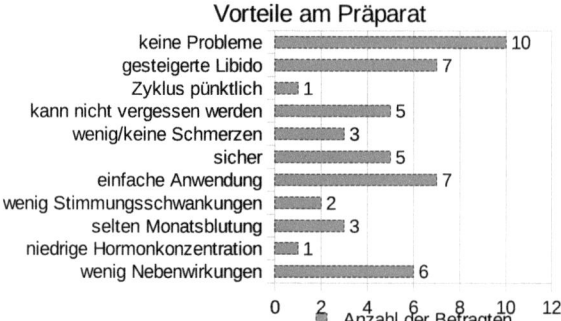

Abb.8 Vorteile am Präparat[17]

Diese Abbildung zeigt die empfundenen Vorteile des Präparats, welches die Frau gewählt hat. Auch hier waren Mehrfachnennungen möglich. Besonders hervor sticht dabei die Angabe über keinerlei Probleme bei der Anwendung des Präparats, welche von 10 Befragten angegeben wird. Jeweils 7 Frauen mögen die einfache Anwendung ihrer Methode und empfinden eine gesteigerte Libido seit der Einnahme.

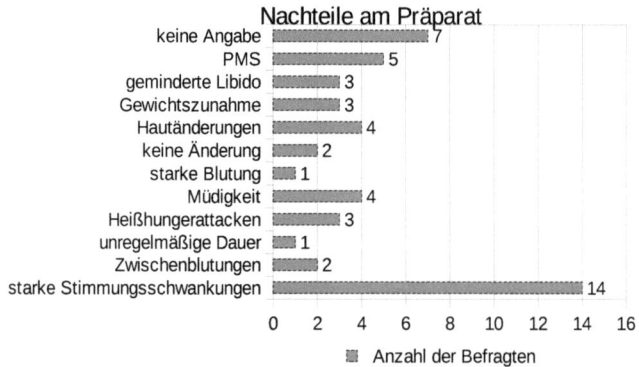

Abb.9 Nachteile am Präparat[18]

17 Mormann, Tabea : Hormonpräparate im Zyklus der Frau , Umfrageauswertung
18 Mormann, Tabea : Hormonpräparate im Zyklus der Frau , Umfrageauswertung

Ganz deutlich wird bei dieser Auswertung das Hormonpräparate große Auswirkungen auf das Stimmungsbild der Frau haben. 14 von 31 Frauen nehmen starke Stimmungsschwankungen seit der Einnahme eines Kontrazeptivums wahr. Von Wutausbrüchen, über Hyperempfindlichkeit, bis hin zum Gefühl der Unvollständigkeit ist alles gegeben. Andere Nachteile wie Heißhungerattacken, PMS und Hautänderungen sind ebenfalls häufiger, aber im Vergleich sehr gering. Mehrfachnennungen waren auch hier möglich.

Aus diesen gegeben Werten lässt sich zusammenfassend sagen, dass Frauen häufiger zu hormonfreien Präparaten greifen, als zu normalen Kontrazeptiva. Die wichtigsten Gründe für die Einnahme von Kontrazeptiva sind nach wie vor die Verhütung und Verhinderung von Menstruationsbeschwerden. Vorteile für Kontrazeptiva sind zum einen die einfache Anwendung des jeweiligen Präparats und das keine Probleme auftreten. Der größte Nachteil an Hormonpräparaten ist die starke Veränderung des Stimmungsbildes, welches sich bei jeder Frau unterschiedlich auswirkt und auch innerhalb einiger Tage zwischen sehr harmoniebedürftig und verständnisvoll (während des Ei-Sprungs) und empfindlich, gereizt, wütend und antriebslos (PMS) schwankt.

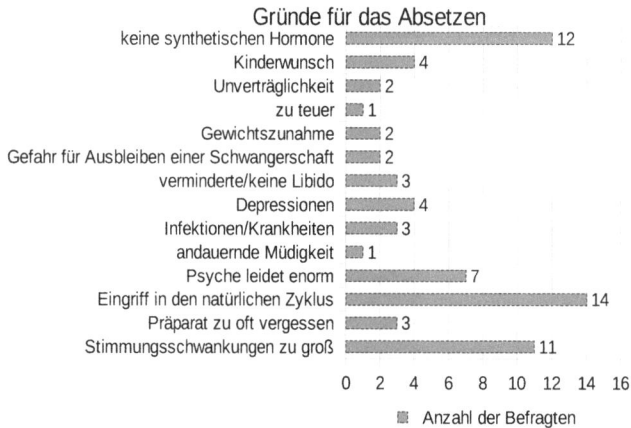

Abb.10 Gründe für das Absetzen von Kontrazeptiva[19]

19 Mormann, Tabea : Hormonpräparate im Zyklus der Frau , Umfrageauswertung

In der gezeigten Grafik sind noch einmal alle Gründe für das Absetzen von Kontrazeptiva von den Frauen, die inzwischen hormonfreie oder keine Präparate verwenden, angegeben. Hier waren ebenfalls Mehrfachnennungen möglich. Es wird besonders deutlich, dass viele Frauen ihr Kontrazeptivum abgesetzt haben, da sie in ihrem Körper keine synthetischen Hormone mehr wollen. Sie empfinden dies als einen Eingriff in den natürlichen Zyklus. Ein weiterer wichtiger Grund sind die großen Stimmungsschwankungen, die aus der vorherigen Grafik der Nachteile schon angegeben wurde.

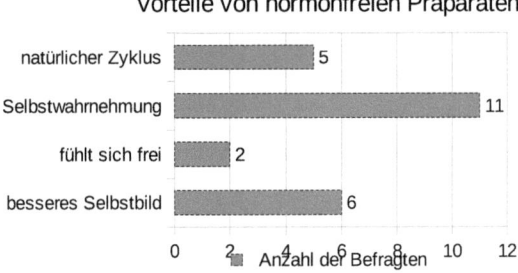

Abb.11 Vorteile von hormonfreien Präparaten[20]

In der letzten Grafik sind noch einmal die Vorteile von hormonfreien Präparaten aus Sicht dieser Frauen dargestellt. Hier ist sehr gut zu erkennen, dass die Frauen ohne synthetische Hormone eine viel bessere Selbstwahrnehmung haben. Sie sehen den natürlichen Zyklus vorteilhaft und fühlen sich freier (keine Verpflichtung Hormone einzunehmen).

Zusammenfassend lässt sich sagen, dass Frauen, die hormonfreie Präparate oder keine Verhütungsmittel anwenden, sich dazu entschieden haben, weil sie mit ihrem Körper in Einklang leben wollen. Sie wollen einen besseren Bezug zu sich und ihrem Selbstbild finden und ihren Körper gesund halten und nicht durch äußere Einflüsse beeinflussen.

Abschließend wird deutlich, dass Kontrazeptiva auch auf das Verhalten und die Emotionen großen Einfluss nehmen und diese Veränderungen sehr deutlich zu erkennen sind.

20 Mormann, Tabea : Hormonpräparate im Zyklus der Frau , Umfrageauswertung

4 Fazit

In dieser Facharbeit wollte ich die Frage beantworten, ob und in welchem Maß Kontrazeptiva den weiblichen Zyklus beeinflussen. Durch die Erläuterungen über das Hormonsystem und seine Funktion, die Sexualhormone und wie sie wirken und den normalen Ablauf des Menstruationszyklus konnte ich mir einen guten Überblick verschaffen was in meinem Körper für verschiedene Prozesse ablaufen, die außerdem alle aufeinander aufbauen. Im zweiten Teil der Arbeit bin ich auf die Kontrazeptiva eingegangen und wie diese im Körper wirken. Zusätzlich habe ich eine Umfrage erstellt, mit der ich die eingehende Frage, ob und in welchem Maß Hormonpräparate den Zyklus der Frau beeinflussen, beantworten wollte. Dies ist mir sehr gut gelungen, denn beim Auswerten der Umfragebögen erhielt ich die Antworten, die ich brauchte.

Hormonpräparate beeinflussen den Zyklus der Frau sehr, nicht nur biologisch gesehen, sondern auch psychisch. Diese Veränderungen sind unterschiedlich stark ausgeprägt, aber viele Frauen berichteten über starke Stimmungsschwankungen, depressive Verstimmungen und Änderungen des Lustgefühls. Andere Frauen, welche inzwischen nur noch hormonfreie oder keine Präparate mehr anwenden, haben darüber berichtet wie wohl sie sich fühlen. Sie seien mit sich im Einklang und ihre Selbstwahrnehmung sei viel ausgeprägter. Einige Umfrageauswertung haben mich sehr schockiert, da mir bewusst wurde, wie viele junge Frauen nicht vernünftig aufgeklärt sind und ihren Zyklus und vor allem ihre Menstruation als etwas Störendes und Ekeliges empfinden. Dahingehend sollte viel mehr aufgeklärt werden, denn der Zyklus ist etwas Natürliches und nichts wofür man sich als Frau schämen sollte.

Bei der nächsten Umfrage, würde ich mir noch mehr Zeit für die Frageerstellung nehmen, da ich bei der Auswertung gemerkt habe, dass es durchaus sehr umständlich war, die Ergebnisse grafisch darzustellen.

Durch die gegebenen Rahmenbedingungen konnte ich die Themenpunkte nur sehr knapp umreißen und musste mich auf das Wichtigste beschränken. Gerne wäre ich auch auf die Fragestellung eingegangen, ob Männer auch einen hormonellen Zyklus haben, welcher sich auf ihr Verhalten auswirkt, dass man auch bei ihnen sagen kann sie haben einmal im Monat so etwas wie „ihre Tage".

5 Anhang

5.1 Fachwort Glossar

Begriff	Definition/Erklärung
Basaltemperatur	Aufwachtemperatur im Körperkern
Botenstoffe	chemische Stoffe, die zur Signalübertragung und Kommunikation dienen
Epiphyse	Zirbeldrüse, kleines Organ des Zwischenhirns
Follikel	Hülle der reifenden Eizelle im Eierstock
FSH	Follikel- stimmulierendes- Hormon; weibliches Geschlechtshormon
Gelbkörper	Rest des geplatzten Follikels, nach dem Eisprung
Gestagen	Gelbkörperhormon, synthetisches Progesteron
Gonade	Keimdrüse, bei der Frau die Eierstöcke
Hormon	körpereigener Wirkstoffe, der bestimmte Körperfunktionen steuert
Hypophyse	zentrale Hormondrüse im Zwischenhirn
Hypothalamus	Abschnitt des Zwischenhirns
i.m. Injektion	Intramuskuläre Injektion, d.h. Eine Injektion in den Muskel
Inhibting- Hormon	Neurohormon, dass sektretionshemmend wirkt
Kontrazeption	Empfängnisverhütung
Kontrazeptivum	Empfängnisverhütungsmittel
LH	Luteinisierendes Hormon; weibliches Geschlechtshormon
Libido	Wahrnehmung des Lustempfindens
Menopause	Zeitpunkt der letzten spontanen Menstruation, darauf folgen die Wechseljahre
Menstruation	Lat. Mensis: Monat, Monatsblutung
NNR	Nebennierenrinde
Östrogen	weibliches Geschlechtshormon
Ovarien	Eierstöcke
Ovulation	Eisprung
Plazenta	Mutterkuchen
Progesteron	weibliches Geschlechtshormon
Releasing- Hormon	Neurohormon, dass sektretionsfördernd wirkt
Schlüssel-Schloss-Prinzip	zwei Hormone passen zueinander wie ein Schlüssel und ein Schloss
Steroidhormon	Steroide, die als Hormone wirken
Uterus	Gebärmutter
Zelle	Kleinste lebende Einheit aller Organismen
Zellverband	Ansammlung von gleichen Zellen an einem Ort

20

Zervixschleim	Körpersekret, welches im Gebärmutterhals gebildet wird
Zyklus	Ein wiederkehrender Ablauf

5.2 Literaturverzeichnis

Primärliteratur

Minker, M. : Hormone und Psyche. Im Wechselbad der Gefühle. 1. Auflage, München, Antje Kunstmann, 1990

Internetquellen

http://www.sexarchive.info/ECD1/menstruationszyklus.html entnommen am 12.02.18

https://de.wikipedia.org/wiki/Estrogene entnommen am 12.02.18

https://de.wikipedia.org/wiki/Follikelstimulierendes_Hormon entnommen am 12.02.18

https://de.wikipedia.org/wiki/Gestagene entnommen am 12.02.18

https://de.wikipedia.org/wiki/Luteinisierendes_Hormon entnommen am 12.02.18

https://de.wikipedia.org/wiki/Sexualhormone entnommen am 12.02.18

https://www.cyclotest.de/ratgeber/zyklus-der-frau/ entnommen am 13.02.18

https://www.netdoktor.at/sex/verhuetung/hormonelle-verhuetung-5451 entnommen am 17.02.18

https://www.netdoktor.at/sex/verhuetung/hormonelle-verhuetung-5451?page=3 entnommen am 17.02.18

https://www.netdoktor.at/sex/verhuetung/hormonelle-verhuetung-5451?page=4 entnommen am 17.02.18

Flyer/ Broschüren

Empfängnisverhütung aktuell. EssexPharma

Video

Hormonsystem 1- Grundlagen der Regulation. Aufbau und Funktion des Hormonsystems. Odenthal, Gida, 2010

Bilder

https://www.cyclotest.de/wp-content/uploads/phasen-weiblicher-zyklus.jpg
13.02.18

https://www.cyclotest.de/wp-content/uploads/zyklusverlauf-bei-schwangerschaft.jpg 13.02.18

https://www.healthexpress.eu/de/images/contraception_treatments_graphic.jpg 17.02.18

https://www.cyclotest.de/wp-content/uploads/menstruationszyklus-bei-pilleneinnahme.jpg 17.02.18

5.3 Umfragebogen

Diese Umfrage habe ich im Rahmen meines Abiturs zur Unterstützung meiner Facharbeit erstellt, die ich aktuell verfasse.
Ziel meiner Facharbeit ist es über mögliche Folgen und Gefahren, physisch wie psychisch, zu informieren.
Ich freue mich über deine Teilnahme und bitte dich, die Fragen ausführlich zu beantworten.
Die Umfrage ist anonym und wird nur für den obigen genannten Zweck genutzt und danach gelöscht.

Viel spaß und nochmals vielen dank für deine Unterstützung:)

[OK]

* 1. Wie alt sind Sie?

☐ unter 18

☐ zwischen 18 und 30

☐ zwischen 30 und 40

☐ zwischen 40 und 50

☐ älter

* 2. Nehmen Sie aktuell ein oder mehrere Hormonpräparate ein? (z.B. Antibabypille)

☐ nein (Bitte springe direkt zu Frage 9. und 10.)

☐ ja

wenn ja, welche/s? und wie lang schon?

[   ]

3. Wenn Sie Hormonpräparate einnehmen, warum haben Sie sich dazu entschieden?

[   ]

4. Ist dies Ihr erstes Hormonpräparat, oder haben Sie schon verschiedene ausprobiert?

☐ Dies ist mein erstes Präparat

☐ Ich habe schon verschiedene ausprobiert

und zwar,

_____

5. Falls sie verschiedene Präparate ausprobiert haben, schildern sie bitte kurz, welches ihnen am besten gefallen hat, und warum!

_____

6. Sind Sie mit ihrem aktuell gewählten Hormonpräparat zufrieden?

wenn ja, warum?   _____

wenn nein, warum?   _____

7. Im folgenden Feld dürfen Sie über ihr persönliches Empfinden und ihre Emotionen seit der regelmäßigen Einnahme von Hormonpräparaten berichten! Geht es ihnen seit der Einnahme besser oder schlechter? Wie fühlen Sie sich allgemein? Fällt Ihnen etwas besonders auf?

_____

8. Und wie ist das mit Ihrem Verhalten. Nehmen sie Unterschiede in ihrer Stimmung, Gefühlen und/oder Bedürfnissen wahr? Und treten diese immer in einer bestimmten Phase ihres Zyklus auf? (z.B. nur während der Regelblutung, gesteigertes Lustempfinden)

_____

9. (Nur auszufüllen wenn Sie bei 2. nein angegeben haben!)

Nutzen Sie aktuell ein oder mehrere hormonfreie Präparate zur Empfängnisverhütung ? (z.B. Spriale, Diaphragma)

wenn ja, welche/s? und
wie lang schon?

wenn nein, warum?

10. (Nur auszufüllen wenn Sie bei 2. nein angegeben haben!)

Wenn sie aktuell hormonfreie Präparate zur Empfängnisverhütung nutzen, und/oder ihr Hormonpräparat abgesetzt haben, schildern sie bitte was der Grund für diese Entscheidung gewesen ist! Falls es neben den biologischen Aspekten auch andere Gründe, insbesondere Änderung des Stimmungsbildes, des Verhaltens, und/oder der Emotionen gab, geben sie diese bitte detailliert hier mit an.

BEI GRIN MACHT SICH IHR WISSEN BEZAHLT

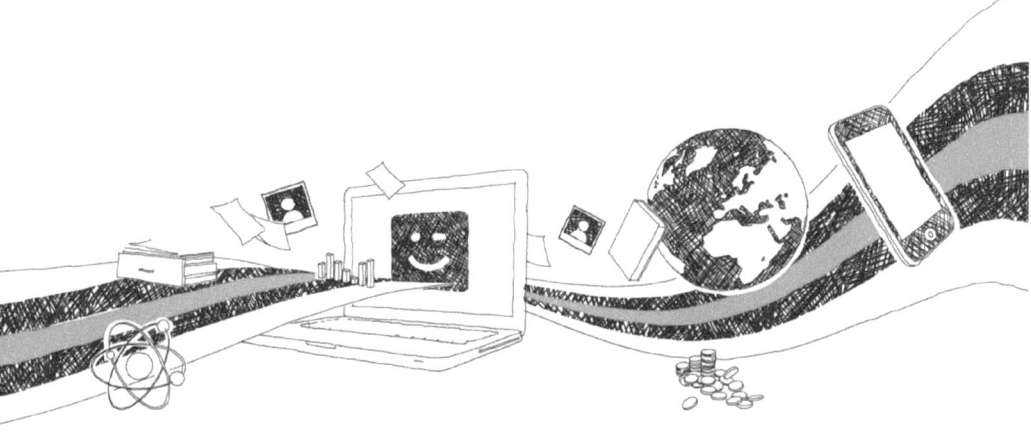

- Wir veröffentlichen Ihre Hausarbeit,
  Bachelor- und Masterarbeit

- Ihr eigenes eBook und Buch -
  weltweit in allen wichtigen Shops

- Verdienen Sie an jedem Verkauf

Jetzt bei www.GRIN.com hochladen und kostenlos publizieren

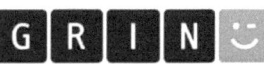